RÉFLEXIONS

SUR

LE MODE D'ACTION

DES

EAUX MINÉRALES DE VICHY

(DÉPARTEMENT DE L'ALLIER).

EXTRAIT DE LETTRES INÉDITES SUR VICHY.

PAR

M. NOYER (VICTOR),

DOCTEUR EN MÉDECINE, CHIRURGIEN DE L'HOSPICE DE LADITE VILLE.

« L'expérience s'acquiert non pas à
« force d'agir, mais à force de réflechir
« sur ses actions. »
YOUNG (*Pensées*).

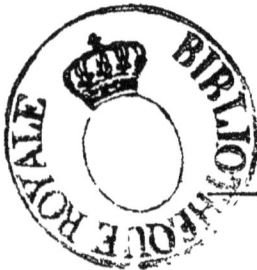

A PARIS,

Chez GABON, rue de l'École de médecine, n.° 10.
Et chez l'Auteur, à VICHY.

1832.

Strasbourg, de l'imprimerie de F. G. Levrault.

RÉFLÉXIONS

SUR

LE MODE D'ACTION

DES EAUX MINÉRALES DE VICHY.

Vichy est une petite ville très-ancienne du
département de l'Allier, bâtie sur la rive droite
de cette rivière, qui en baigne les murs. Elle a
une population d'environ huit à neuf cents ames;
elle garnit le milieu d'un beau bassin, borné à
l'est et au nord par des coteaux riches en végé-
tation, tous plantés en vignes; tandis que le côté
sud et ouest, moins élevé que l'autre, est couvert
en bois taillis, séparant de la riche Limagne ce
bassin, qui a une lieue de largeur et dont la
longueur suit le cours de l'Allier.

Il existe à Vichy sept sources d'eaux minérales, qui appellent tous les ans un nombreux
concours d'étrangers, et dont la médecine fait
un fréquent usage comme agent thérapeutique.
Ces sources ont toutes le caractère thermal, mais
à une température plus ou moins élevée. Elles
présentent presque toutes un très-fort bouillon-

nement, dû au dégagement de gaz acide carbonique. Elles sont limpides; mais au sortir de
la source on aperçoit quelques rudimens de car-
bonate de chaux; elles ont une saveur lixivielle
très-marquée.

Selon M. Longchamp, un litre d'eau de la
Grande-Grille contient:

Grammes.

Acide carbonique libre 0,943
Bi-carbonate de soude[1] 4,981
Muriate de soude 0,570
Sulfate de soude 0,472

en outre un peu de chaux, de magnésie, de
silice, quelques traces de fer et de matière vé-
géto-animale.

Si l'on considère les différentes substances qui
entrent dans la composition des eaux de Vichy,
le gaz acide carbonique qui s'en dégage, la dif-
férence en plus qui existe entre l'oxigène d'un
acide et celui d'une base, on les classera nécessairement parmi les eaux acidules gazeuses; mais
si on a égard aux effets qu'elles produisent et sur
nos organes et sur leurs sécrétions, auxquelles
elles donnent un caractère éminemment alcalin,
nécessairement le thérapeute les rangera aussi
parmi les eaux alcalines.

---

1 On désigne dans cette analyse par le nom de bi-carbonate, le sel dans lequel l'oxigène de l'acide est quatre
fois celui de sa base.

Thermalité; hypothèse sur cette propriété.

Plusieurs opinions ont été émises sur la cause de la chaleur des sources thermales. Les anciens admettaient dans l'intérieur de la terre un feu central sous forme de charbons ardens et sans flamme, qui communiquait aux eaux la chaleur qu'elles présentent à leur sortie. D'autres l'attribuaient à l'action du soleil, à une fermentation opérée dans le sein de la terre, à la combinaison d'un acide et d'un alcali; enfin, à la présence de volcans éteints ou à des masses enflammées de charbon de terre. Des recherches plus nouvelles, en constatant l'élévation de la température à mesure que l'on s'approchait du centre du globe, ont aussi fait penser que la chaleur des eaux pouvait tenir à la profondeur de leur réservoir. M. Arago a constamment trouvé la température des puits artésiens en rapport avec leur profondeur. On a évalué l'accroissement de cette température de la périphérie au centre à un degré centigrade sur 30 ou 40 mètres.

M. Delaplace admet que les eaux thermales proviennent de cavités souterraines, assez éloignées de la surface de la terre pour que l'eau puisse acquérir le degré de température qu'elle nous offre lorsqu'elle nous arrive. Il pense que ces sources sont entretenues par les eaux pluviales qui, en s'enfonçant dans l'intérieur, forcent par leur pesanteur les eaux échauffées, et qui à raison de cette chaleur sont plus légères, à sourdre du sein de la terre. Il faut donc admettre dans cette hypothèse les eaux en mouvement continuel de descension et d'ascension. Le degré de température sera plus ou moins élevé, en raison de l'éloignement de la surface extérieure de leur point de départ, de la direction plus ou moins perpendiculaire qu'elles suivent, de la qualité conductrice des différens gisemens qu'elles parcourent, et du volume de leur filet.

S'emparant de la découverte de FRANCKLIN, plusieurs savans ont rapporté la température des eaux thermales à l'électricité. La découverte sur la surface du globe de nombreux appareils électro-moteurs, donne beaucoup de force à l'admission de semblables appareils dans l'intérieur de la terre. Il est probable que dans les révolutions géologiques il s'est opéré des combinaisons de matières capables de force électro-motrice plus ou moins active. Leur pouvoir caléfacteur a été vérifié, avec des batteries voltaïques à larges plaques, par des physiciens qui ont élevé dans ces expé.iences la température de l'eau jusqu'à l'ébullition.

ANGLADA nous dit qu'en adoptant cette hypothèse, qui est je crois celle qui lui paraît la plus probable, on interprète beaucoup plus facilement la fréquence des eaux thermales dans certaines localités, la persévérance et l'uniformité respective des températures, la constance de leur composition chimique, l'origine de certains de leurs ingrédiens, les variations dont elles sont susceptibles, etc.

Alcalinité, gaz acide carbonique.

Adoptant l'hypothèse de la formation d'appareils électro-moteurs dans le sein de la terre, comme caléfacteurs des eaux minérales, on reconnaîtra aussi à ces appareils une action décomposante sur les terrains qui les avoisinent, et de là la composition chimique des eaux réchauffées par cette puissance. Ce serait donc, d'après ANGLADA, la force électro-motrice qui éliminerait des terres environnantes les substances qui donnent à nos eaux le caractère alcalin.

Je m'unis aux personnes qui ont exprimé le désir de voir les chimistes s'occuper de rechercher quelles sont, parmi les substances que l'eau minérale tient en dissolution, celles qui lui sont communiquées par cette force électro-motrice, et celles qui ne sont que le résultat du lavage des divers gissemens de terre qu'elle a parcourus jusqu'au point de sa sortie. Quant à la grande quantité de gaz acidé carbonique qui s'échappe de nos sources, elle est due à la décomposition des substances soumises à l'impression du foyer caléfacteur qui, en dissolvant les différens sels, laisse à l'état libre le gaz qui entre dans leur composition primitive.

Thérapeutique ; action des eaux minérales de Vichy sur nos organes et sur les fonctions dont ils sont chargés.

La médecine doit ranger les eaux minérales de Vichy parmi les irritans qui n'apportent aux organes sur lesquels on les applique, qu'une légère modification de leur état habituel, en ne troublant en rien leurs fonctions, et en ne déterminant aucune sympathie assez forte pour leur nuire, à moins que leur usage soit poussé trop loin et qu'il ne soit pas bien dirigé. Leur effet nuisible peut dépendre de l'état maladif de l'organe au moment de l'ingestion ou de l'absorption. Dans ces deux manières de les administrer, on doit proportionner leur activité à la violence des irritations qu'il s'agit de combattre et à la susceptibilité des organes. Cet agent thérapeutique, par son action physique, ne peut être employé que dans le but d'obtenir une médication révulsive. Avant de l'appliquer, il sera donc essentiel de préparer les organes à recevoir cette médication.

Action des eaux.

Deux grandes surfaces sont soumises à l'action directe de l'eau minérale de Vichy : la première et la plus étendue est la peau ; la seconde est la muqueuse gastro-intestinale, qui n'est, au dire des anatomistes, que sa continuation. Sur l'enveloppe cutanée son action n'est que physique ; cette action est due à sa thermalité et aux substances qu'elle tient en dissolution. Sur la muqueuse son action physique est faible, 1.° parce que l'eau que l'on emploie en boisson, a une température moindre que celle que l'on emploie en bain ; 2.° parce qu'on la mélange avec d'autres substances médicamenteuses, sous forme d'infusion, de décoction, etc.; 3.° parce qu'avant d'arriver dans la cavité où elle doit séjourner, elle s'est déjà mise en rapport avec la température des organes qu'elle a parcourus ; mais si sur la muqueuse elle agit peu par sa thermalité, les substances qui la minéralisent lui donnent une action très-prononcée ; ces substances, ayant des caractères chimiques autres que les corps avec lesquels on les met en contact, changent la nature chimique de ces corps et par conséquent ont, outre une légère action physique, une action chimique bien évidente.

Pour bien comprendre ces différens modes d'actions, nous les étudierons séparément.

Action physique sur la peau.

Bain. L'action de l'eau thermale sur la peau est relative à la susceptibilité de cet organe et à la température plus ou moins élevée du bain.

Le plus ordinairement les bains se prennent de 24 à 32 degrés R. Cette température doit varier selon le degré d'excitation que l'on veut produire et le degré d'irritabilité du sujet. Il ne faut pas néanmoins toujours se régler sur le degré du thermomètre, car cet instrument est un fort mauvais guide pour juger de la sensation qu'un malade doit éprouver en se plongeant dans un liquide. Chauffé au même degré, ce liquide fera ressentir des impressions bien différentes à deux personnes qui n'auraient pas la même susceptibilité; il faut donc que la température soit élevée ou abaissée selon chaque individu : mais comme l'eau, élevée à la température qui lui donne le caractère thermal, doit avoir un degré beaucoup plus élevé que la température de la peau, il s'ensuit que cet organe reçoit par ce contact une excitation plus ou moins forte, et comme il existe une sympathie directe entre la peau et le çerveau, l'excitation du premier organe est subitement transmise au second, qui réagit à son tour sur les viscères abdominaux et pectoraux. L'élévation de température que communique au système capillaire sous-cutané le bain dans lequel on est plongé, augmente la circulation dans les derniers rameaux artériels, qui se remplissent du sang que leur fournissent en plus grande abondance les gros vaisseaux, et le centre circulatoire, pour satisfaire à ses besoins extraordinaires, puise dans les organes parenchymateux, qui, outre d'autres fonctions, ont celle de tenir en réserve ce liquide à la disposition de cet organe. Le résultat de ce bain est donc de débarrasser le foie et la rate de la grande quantité de sang qu'ils tenaient en réserve, et de diminuer par cette soustraction les chances d'irritation dont ces organes pouvaient être menacés, ou quand cette irritation existe, d'en diminuer la cause; car la présence d'une quantité anormale de ce liquide dans les viscères parenchymateux, après avoir été l'effet de l'irritation, peut en devenir une des causes.

En faisant un appel à la peau, on voit que le bain d'eau minéro-thermale détourne de l'organe malade l'afflux sanguin, attiré par l'excitation et envoyé par le centre circulatoire, et comme la circulation capillaire n'est point soumise à l'im-

pulsion du cœur, mais seulement aux loïs orga-
niques (contractilité et sensibilité) activées par
l'excitation locale, il en résulte que la révulsion
est bien plus prompte sur l'organe cutané par
son voisinage avec les capillaires.

Le sang n'est pas le seul liquide que le bain
thermal appelle du centre à la périphérie; tous
ceux qui sont contenus dans les cavités viscérales
peuvent aussi être portés plus ou moins au de-
hors.

Douche. Les bains d'eau thermo-minérale
étendent sur toute la surface de la peau l'excitation dont sont capables et la température élevée
de ce liquide et les principes minéralisateurs qu'il
tient en dissolution. Mais il est aussi un moyen
de localiser cette excitation; ce moyen c'est la
douche : son effet est le même que celui du bain
mais cet effet est tout-à-fait local, et circonscrit
à la partie sur laquelle on fait tomber le jet du
liquide (je ne parle que des douches descen-
dantes). Son action stimulante est relative à la
hauteur du réservoir, au nombre et au diamètre
des ouvertures par lesquelles s'échappe le liquide
et à sa température. Cette température, dans
notre établissement, est bien plus élevée, parce
que les cabinets des douches sont beaucoup plus
rapprochés de la source que ceux des bains; aussi
son effet local est-il bien plus énergique. Il ne

faudrait pas très-longtemps recevoir le jet de la
douche sur la même partie pour déterminer une
rougeur très-vive, beaucoup de douleur et même
pour occasioner le soulèvement de l'épiderme;
aussi a-t-on le soin, au sortir de la douche, de
se plonger dans le bain pour diminuer l'impression vive que l'on a reçue localement et l'éten-
dre à toute l'économie; l'eau du bain aura alors
deux effets d'abord différens : elle agira comme
excitante sur la partie de la peau qui n'a point
été soumise à cette excitation, et comme adou-
cissante sur celle qui aura été fortement excitée,
jusqu'à ce que toute la surface cutanée soit par-
venue à un degré d'excitation uniforme[1]. Cette
oscillation d'irritation sera encore favorable aux
organes placés sous l'influence d'une irritation
chronique, et dont l'organisation souffrira par
la présence anomale de principes qui lui sont
étrangers soit dans leur quantité, soit dans leur
qualité.

---

1 Ce que je dis paraîtra d'abord un paradoxe; je vais
expliquer comment je l'entends.

Avant la douche la peau est irritée comme dix, je
suppose; l'action de la douche aura porté sur l'endroit
où elle sera reçue cette excitation à trente; le bain que
l'on prendra après la douche doit avoir un effet comme
vingt : il faudra donc qu'il fasse diminuer l'action locale
de la douche comme dix, et qu'il augmente l'irritation
ordinaire comme dix, pour tout ramener à une excitation commune de vingt.

Action physique sur les fonctions de la peau.

Les principales fonctions de la peau sont : l'absorption et l'exhalation ; cette dernière est sensible ou insensible : elle est sensible, lorsqu'il y a sueur ou moiteur ; elle est insensible, lorsqu'il n'y a pas de résultat visible ; mais il n'en existe pas moins, seulement le produit de cette exaltation reste fixé en partie sur la peau, et, en obstruant les ouvertures extérieures des vaisseaux, gêne leur fonction.

Les effets du bain ordinaire sont, en activant la circulation capillaire sous-cutanée, de donner aussi un élan à l'absorption et à l'exhalation, et alors les produits insensibles de cette dernière fonction se détachent et viennent flotter à la surface du bain sous la forme de débris épidermoïques, qui semblent provenir de la peau. L'exhalation ne reçoit du bain d'eau thermo-minérale de Vichy que la même impulsion qu'elle reçoit des bains ordinaires.

Mais il n'en est pas de même de l'absorption ; outre les effets des bains ordinaires, notre eau minérale influe sur cette fonction par ses principes minéralisateurs qui, en s'introduisant dans les pores de la peau, continuent long-temps après la sortie du bain, leur effet excitant.

J'ai dit plus haut que les bouches absorbantes devenaient parfaitement libres, et acquéraient la possibilité de donner passage aux liquides destinés à être absorbés.

FALCONNER prétend qu'un adulte, plongé dans un bain tiède, peut absorber trois livres d'eau par heure. On doit concevoir, par le résultat de l'expérience de ce savant, quel puissant moyen on a de porter sur les organes irrités, une espèce de courant d'eau continuel qui, par sa nature chimique, remplacera, décomposera ou étendra d'autres liquides d'une nature beaucoup plus excitante, et qui agissaient comme cause d'irritation dans les organes où ils étaient agglomérés, et qui par sa température, fera l'effet d'une fomentation émolliente, car aussitôt qu'elle est introduite dans les vaisseaux, elle tend à se mettre en rapport avec la température des organes qu'elle parcourt. Ce mouvement oscillatoire, doux et continué pendant un certain laps de temps, ce transport de liquide de la périphérie au centre par l'absorption, et du centre à la périphérie par les sécrétions et l'exhalation, ne pourra que produire un très-bon effet dans les organes qu'il traversera, en modifiant toutes les substances qui gênaient leurs fonctions, et en atténuant le principe excitateur dont ces substances pouvaient être douées.

Action chimique sur les organes et le produit de leurs fonctions, où les principes minéralisateurs sont transportés par l'absorption.

Le docteur Westrumb a prouvé que, dans un bain tiède, la peau de l'homme pouvait absorber différentes substances qui sont dissoutes dans l'eau du bain : les principes minéralisateurs de notre eau thermale sont donc entraînés avec elle dans nos organes; ils changent la nature chimiqué des liquides avec lesquels ils se mélangent, et si ces liquides ont un principe excitateur, ce changement doit le neutraliser et empêcher qu'ils n'agissent sur ces organes comme ils le faisaient auparavant. Je reviendrai sur ce sujet, lorsque je parlerai des changemens que notre eau minéro-thermale fait éprouver à nos sécrétions.

Action physique sur la muqueuse gastro-intestinale.

Quoique la muqueuse gastro-intestinale soit la continuation de la peau, elle n'éprouve pas toujours de la part des agens thérapeutiques la même impression que cette dernière, quoique son mode d'action soit à peu près analogue. La ténuité de son tissu, sa sensibilité beaucoup plus

vive, doivent nécessairement apporter des modifications dans leur degré d'excitation par les
mêmes agens modificateurs. Les nombreux replis
membraneux dans lesquels sont logés les glandes
muqueuses qui sécrètent les sucs destinés à lu-
brifier et à amollir les corps étrangers soumis à
leur action, les ouvertures des conduits sécré-
teurs de plusieurs organes parenchymateux, dont
les fonctions sont de sécréter les liquides nécessaires à la digestion, l'intermittence qui règne
dans son irritation, les différences nombreuses
qui entrent dans la composition des corps sur
lesquels on la force d'agir, sont autant de causes
différentes qui doivent apporter aux impressions
qu'elle reçoit des modifications autres que celles
de la peau. Cette dernière ne les perçoit que par
application, tandis que la muqueuse gastro-intestinale les reçoit non-seulement par application, mais encore est obligée de faire subir aux
corps étrangers, des changemens nécessaires à
l'entretien de la vie.

J'ai dit plus haut que l'eau thermo-minérale
agissait comme agent thérapeutique sur la peau,
en l'excitant par son degré de température et
par les sels qu'elle tenait en dissolution; j'ai dit
aussi que cette excitation par la température
était beaucoup moins prononcée par l'application
sur la muqueuse gastro-intestinale, 1.° parce que

la température des eaux que l'on employait en
boisson, était beaucoup moins élevée que celle
que l'on employait en bain; 2.° que cette température était encore abaissée par les différens
liquides que l'on mêlait à celle prise en boisson;
3.° parce qu'avant d'arriver dans la cavité où elle
devait séjourner, elle s'était déjà mise en rapport
avec la température des organes qu'elle avait
parcourus. Il en résulte que cette propriété excitante. qu'elle doit à sa thermalité, diminue beaucoup dans l'estomac, si elle ne se perd pas en-
tièrement, et que dès qu'elle l'a diminuée ou
perdue, son séjour dans cette cavité devient une
fomentation aqueuse qui peut atténuer l'excès
d'irritabilité de l'organe.

Mais si elle est peu excitante sur les organes
intérieurs, par sa thermalité, elle l'est davantage
par les substances qui la minéralisent. Mise en
contact avec la muqueuse stomacale, elle la sti-
mule légèrement, développe plusieurs sympathies,
mais d'une manière peu prononcée, active la circulation, attire le sang de la rate et des capillaires environnans, augmente la sécrétion du
suc gastrique, lui fait changer de nature chimique et établit, par cet appel et par une augmen-
tation d'absorption, une oscillation de liquide
qui est presque toujours favorable, soit aux irritations chroniques des muqueuses, soit aux engorgemens des organes parenchymateux.

Cette stimulation se propage aux intestins grêles, au foie, à la rate, au pancréas : les fonctions de tous ces organes sont augmentées; ils sécrètent une plus grande quantité de liquide, et comme cette excitation s'étend sur beaucoup de surface et à beaucoup d'organes, celui qui primitivement était le plus affecté, se décharge un peu de son irritation première et éprouve par-là un allégement à sa souffrance. Je crois utile de dire que, quand cette irritation porte son action sur la partie supérieure du tube intestinal, il en résulte souvent des constipations opiniâtres qui fatiguent beaucoup les personnes qui en sont atteintes : si au contraire cette stimulation va porter sa plus forte action sur les derniers intestins, alors le résidu de la digestion, ne pouvant prendre la consistance nécessaire à son agglomération, reste liquide et produit un dégagement de gaz qui, gonflant la cavité qui le contient, occasionne des coliques suivies d'un dévoiement qui est quelquefois très-fatigant, en écrasant les forces musculaires, mais qui est quelquefois salutaire en portant sur le couloir naturel le résultat de la médication que l'on veut obtenir par l'usage des eaux.

Mais comme la muqueuse du gros intestin est autrement impressionnable que celle de la partie supérieure, il faut souvent recourir, pour obtenir cet effet, quand le médecin le juge salutaire, à un moyen plus direct, je veux parler de la douche ascendante. La force du jet de l'eau, comparativement à la faiblesse de texture de l'organe, le degré de température plus élevé (car on se sert de la même eau que pour la douche descendante), rend souvent ce moyen dangereux à employer; aussi recommande-t-on de ne le faire qu'avec beaucoup de circonspection, et le médecin doit bien se rendre compte de la susceptibilité de l'organe sur lequel on le dirige et en surveiller les effets avec la plus scrupuleuse attention.

Action chimique sur la muqueuse gastro-intestinale et sur le produit de ses fonctions.

De même que l'organe cutané, la muqueuse gastro-intestinale a aussi ses vaisseaux absorbans, qui charrient dans toute l'économie les principes minéralisateurs qui sont tenus en dissolution dans le liquide soumis à leur action.

LEURET et LASSAIGNE, dans leur beau travail sur la digestion, ont trouvé toujours le caractère acide au suc gastrique.

TIEDMANN et GMELIN ont avancé, d'après leurs belles expériences sur cette fonction, que le suc gastrique était d'autant plus acide que l'estomac qui le sécrétait était plus irrité.

Il n'est aucun individu qui, après un repas copieux, n'ait éprouvé ces rapports aigres qui sont si désagréables dans une mauvaise digestion.

Les différens acides qui entrent dans la composition de nos humeurs excrémentitielles et recrémentitielles, éprouvent une saturation bien plus grande, quand les organes qui sont chargés de les sécréter sont atteints d'une irritation soit aiguë, soit chronique. Le régime animal, quoique tendant par sa nature à azoter nos humeurs, tend aussi à augmenter leur acidification, en exigeant pour son assimilation plus de force de la part des organes assimilateurs; enfin, il est reconnu que dans l'état de santé même tous nos liquides sécrétés, tels que l'urine, la sueur, le lait, etc., jouissent d'un certain degré d'acidité, et que ce caractère acide augmente sous l'influence d'une excitation morbide des organes.

Les anciens pensaient que la trop grande acidité de la bile déterminait l'épaississement de ce liquide, et par-là les obstructions. Ils disaient aussi que le caractère acide du suc pancréatique et l'obstruction qui en résultait, constituaient la cause des fièvres à type périodique; ils expliquaient par-là les engorgemens nombreux qui survenaient à la suite des maladies intermittentes.

Si cette saturation acide de nos humeurs peut devenir cause de maladie, il est donc extrêmement important de chercher à diminuer ou à neutraliser un trop grand degré d'acidification.

La chimie nous indique le moyen de parvenir à ce but : c'est l'emploi des substances alcalines. Cette science nous ayant démontré que ces substances ont la propriété de neutraliser les acides, on devra donc obtenir un bon résultat de leur emploi dans les affections qui ont pour effet de rendre trop acide nos humeurs excrémentitielles.

La soude, qui est la substance que l'on trouve le plus abondamment dans nos eaux thermo-minérales, rend ces eaux éminemment alcalines : elles seront donc utilement employées dans cette foule de maladies de l'appareil digestif, qui ont pour résultat et quelquefois pour cause la trop grande acidification de nos humeurs sécrétées.

Le bol alimentaire peut être composé de plusieurs substances acides qui stimulent trop l'estomac ; il peut aussi être formé de substances de difficile digestion, et augmenter par-là l'acidité des sucs que sa présence fait sécréter en plus grande abondance. Il est très-essentiel de diminuer sa trop grande acidité, et l'usage après le repas d'une petite quantité de nos eaux opère cet effet, en délayant et en neutralisant les acides par le mélange d'une substance alcaline; par cette neutralisation, on diminuera les chances d'irritation de l'organe, et on donnera au bol alimentaire une qualité qui rendra les substances qui le composent, faciles à assimiler.

Je pense aussi que l'usage des eaux de Vichy serait très-avantageux dans les affections des voies urinaires, lors du commencement de la formation des calculs. Jusqu'à présent on avait rejeté l'emploi des substances alcalines dans le traitement de ces affections, parce qu'on craignait que le séjour dans la vessie d'une urine trop alcalisée, ne nuisît beaucoup à la vitalité de cet organe. M. D'ARCET a prouvé d'une manière certaine que l'urine très-alcalisée par nos eaux pouvait séjourner très-longtemps dans la vessie sans lui nuire. Les nombreux malades qui en font usage supportent cette urine alcaline pendant des mois entiers; j'en ai vu qui, par ce traitement, ont rendu souvent des graviers très-gros.

On peut voir par tout ce que j'ai dit comment les eaux minérales de Vichy, par leur caractère alcalin, peuvent ramener à un état meilleur, un organe malade, et comment elles se comportent avec nos organes par leur action chimique. Il en est de même pour tous les liquides avec lesquels l'absorption les met en contact, et qui ont un caractère acide assez fort pour exciter d'une

manière morbide, soit les organes qui les sécrètent, soit ceux qu'ils parcourent, soit ceux dans
lesquels ils séjournent.

Si je puis continuer les observations que je
recueille sur l'emploi de nos eaux, je les sou-
mettrai au public médical qui, j'espère, ne verra
dans cette publication que le désir que j'ai de
pouvoir être un peu utile à mes concitoyens, et
de faire connaître les nombreuses ressources thérapeutiques que mon pays renferme.

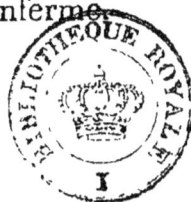

FIN.